Régime Cétogène

Perdre jusqu'à 10kg en quelques jours

Table des matières

Introduction

Tu as perdu l'espoir quant aux (ce qui te semble être des) milliers de régimes que tu as déjà essayé ? Tu voudrais perdre de la graisse corporelle sans être constamment affamé ?

Alors le régime cétogène est la parfaite solution pour toi. En fait, il est basé sur l'état normal et naturel de ton métabolisme qu'on appelle « cétose ». Le régime cétogène est le régime d'alimentation de nos ancêtres qui vivaient avant l'époque dominée par le sucre et les glucides d'aujourd'hui. Grâce à leur alimentation, ils ont pu mener une vie saine avec beaucoup d'énergie nécessaire pour survivre.

Avec le régime cétogène tu vas :

-durablement brûler de la graisse et cela sans risque

-manger jusqu'à satiété avec plein d'aliments nutritifs

-avoir plus de puissance et de concentration

-avoir le contrôle sur ta santé

Les régimes traditionnels des dernières décennies nous ont – volontairement ou involontairement – guidé dans la mauvaise direction. Le fait que la majorité est basé sur le décompte des calories a invoqué des objectifs peu réalistes et contradictoires. Ces diètes sont même partie responsables pour des maladies causées par la graisse corporelle.

Ce livre veut partager les secrets d'un régime sain et durable avec toi. Tout d'abord, on va voir les raisons pour lesquelles les régimes conventionnels échouent presque toujours. Ensuite, on va se familiariser avec la chimie du régime cétogène et apprendre quels aliments doivent faire part de ton nouveau régime. À la fin, je vais te donner certains outils qui vont soutenir ton nouveau mode de vie. En plus, j'ai choisi et testé 5 recettes rapides pour faciliter la transition vers cette nouvelle façon de se nourrir.

Chapitre 1

La raison pour laquelle ton régime ne fonctionne pas

Tu t'es sûrement informé à propos de régimes ou en a même essayé l'un ou l'autre. La majorité des régimes est caractérisé par la consommation de certains aliments et l'élimination d'autres. Ceci dit, certains aliments sont très importants pour notre santé et c'est le plus souvent ceux qui sont exclus dans les régimes faible en matières grasses.

Est-ce que manger peut être un plaisir sans devoir se sentir coupable tout le temps ? Peut-on avoir un contrôle ciblé sur l'oxydation des graisses ? Voyons ce qui est typiquement la source du problème des régimes d'aujourd'hui.

Le plan d'alimentation classique

Notre corps a besoin de certaines substances qu'il va métaboliser pour survivre. Le chemin le plus simple pour arriver à la source d'énergie est le même pour la plupart de nous : les aliments vont être absorbés → les aliments vont être digérés → les nutriments vont être transformés en glucose en énergie → le glucose superflu va être stocké comme graisse sous forme de glycogène.

Le problème est que l'utilisation du glucose « pour après » ne se manifeste seulement après des efforts pénibles ou même pas du tout. Ces initiatives précaires prescrivent souvent des plans nutritionnels malsains et des programmes de fitness super coûteux.

Le métabolisme souffre de ces régimes drastiques ce qui, après un certain temps, rend de plus en plus difficile de perdre ces derniers kilos. Bien que les autres régimes soient parfois très efficaces, ils exigent l'élimination de beaucoup de produits alimentaires ce qui peut mener à un manque de nutriments essentiels comme p.ex. le fer et certains enzymes. Tout ceci engendre une absorption inefficace, un côlon irritable, une carence en fer, des ulcères gastriques et une fatigue générale. En d'autres mots, beaucoup de régimes font peu de sens et sont mauvais pour la santé.

Échec grâce aux régimes pauvres en graisse – une perspective de l'histoire du monde

À travers toute l'histoire du monde on n'avait encore jamais un accès si facile aux produits alimentaires riches en matières grasses et plein de sucres. Autrefois, on devait trouver à manger en tant que chasseurs-cueilleurs, maîtriser l'art de l'agriculture, survivre les famines de deux guerres mondiales et on était décimé par les épidémies et maladies. Et seulement après tout ceci, grâce à l'industrialisation de production des aliments, on a eu l'accès à la nourriture en masse comme elle se manifeste aujourd'hui. Nous, les homos sapiens, qui ont dû se battre pour avoir à manger pendant des centaines de milliers d'années, pouvons finalement respirer profondément. Enfin, il y a assez de graisse, de sucre et de nourriture.

La deuxième guerre mondiale est terminée. Les premiers signes de maladies après le miracle économique apparaissent en Allemagne : le diabète, l'excès de poids et les maladies thyroïdiennes. Ceci n'est pas du tout étonnant car après un tel manque de nourriture, il y a plein à manger sur nos tables. En plus, il s'y ajoute le travail de bureau. Pour gagner de l'argent, il n'est plus nécessaire de travailler les champs ou exécuter des travaux en haute mer où on brûle beaucoup de calories. Notre envie de manger est toujours la même, mais les opportunités de brûler de la graisse corporelle sont minimales.

Nos générations sont maintenant en train de combattre le surplus de la masse adipeuse, cette dernière provoquant des maladies graves qui peuvent même être transmises à nos enfants. La solution : on choisit des régimes pauvres en matières grasses car ceci est tout de même la solution à nos problèmes, ou non ?

Bizarrement, non. Le problème est la nutrition complètement artificielle de nos jours qui n'est pas la bonne pour l'homme. En outre, manger moins de lipides n'est pas toujours égal à mincir. Notre corps est beaucoup plus complexe que ça. Dans le prochain chapitre, on va approfondir la science de notre corps aussi bien que l'alimentation cétogène.

Chapitre 2

Le régime cétogène – c'est quoi ?

Initialement, le régime cétogène a été utilisé pour traiter les maladies neurologiques comme l'épilepsie. Mais ce régime a également beaucoup d'avantages pour la santé pour les personnes souffrant du cancer, de la maladie de Parkinson, d'Alzheimer et des maladies cardiovasculaires.

Le but du régime cétogène est de gagner de l'énergie grâce à la graisse au lieu du sucre. Ainsi, la brûlure des graisses est beaucoup plus efficace, et tout ceci, sans avoir faim.

Quand le corps n'a plus d'accès au glucose, le foie génère des corps cétoniques comme produit de substitution. L'état métabolique dans lequel ces corps cétoniques sont produits s'appelle « cétose ».

La parabole de la voiture hybride

Les corps cétoniques sont produits par le corps à cause du manque de glucose. Le corps essaie, en quelque sorte, d'inventer de nouvelles sources d'énergie. Quand il n'y aura plus de pétrole, il faudra se tourner vers de nouvelles sources d'énergie comme l'électricité, par exemple.

Imagine-toi que t'es une voiture hybride. T'es plein de potentiel et d'adaptabilité. Tu es capable de propulser ton moteur grâce à deux carburants complètement différents. Ceux-ci sont le glucose et les corps cétoniques. La nature t'a donné le talent particulier de toujours être capable de changer entre les deux selon le besoin. Toutefois, tu t'es habitué, pour pleins de raisons diverses, de rester dans l'état de brûler du glucose. Dans cette situation ton moteur est moins performant car le surplus de graisse va être brûlé minimalement, ou même pas du tout. En plus, tu arrives beaucoup plus lentement à ta destination. Le secret : d'un point de vue technique, ton moteur fonctionne beaucoup mieux utilisant les corps cétoniques et arrive même à brûler plus de graisse corporelle.

C'est pour cela qu'il faut que tu provoques une situation spécifique dans laquelle ton moteur consomme exclusivement les corps cétoniques. Les dépôts de graisses sont l'endroit où ton corps obtient les matières premières pour la production de corps cétoniques.

D'où vient le glucose ? La station-service du glucose se compose de sucre et d'hydrates de carbone. C'est pour cette raison-ci qu'il faut que tu évites les produits alimentaires riches en amidon, farine et sucre. Le glucose est tout d'abord produit par le corps et ensuite utilisé pour l'énergie. Dès que ton énergie est consommée, tu éprouves de nouveau une envie de sucre et le besoin de recharger avec encore plus de glucides et de sucre.

Comment la cétose apparaît-elle exactement?

Aussi bien qu'une voiture hybride ne peut pas utiliser les deux carburants en même temps, ton corps ne peut pas non plus fonctionner simultanément avec les corps cétoniques *et* le glucose. Donc, il est temps de mettre terme au glucose ! Ce que tu dois faire est de donner à ton corps le moins de glucides et de sucre possibles, afin qu'il ne puisse pas l'utiliser et se sent obligé à produire des corps cétoniques. Dans le régime cétogène, le nombre de glucides est nettement inférieur.

Étudions plus profondément le procès chimique. Ton corps adore le glucose. Une partie du glucose provenant de ta nourriture est automatiquement utilisé pour les fonctions vitales de ton corps comme la respiration et la gestion de la température corporelle. Le reste du glucose est transformé en glycogène et passe directement dans le stock. Ton corps adore le glucose autant qu'il n'a pas envie de le lâcher. Mais il faut que tu mettes fin à cette relation toxique.

Comme dans toutes les ruptures, on passe par certaines grandes phases. Dans la rupture avec le glucose, c'est la même chose.

Phase 1 : ton corps reconnaît qu'il n'y a plus de glucose dans ton sang. Il va en chercher dans le débarras où il est stocké sous forme de glycogène. Phase 2 : après quelques jours, le stock du reste du glycogène dans le débarras est aussi épuisé. Ensuite, ton corps demande au foie s'il pourra produire encore un peu de glycogène. Mais le foie n'a plus de ressources pour le faire.

Phase 3 : ton corps commence à accepter cette perte et se sent vide et épuisé. C'est ainsi que ton cher ami « Monsieur Foie » fournit de l'encouragement. Il décide, avec l'aide du coenzyme A, de produire du nouveau matériel provenant des acides gras. Ces nouvelles substances, pour lesquelles les acides gras ont été utilisés au lieu de glucides, sont les corps cétoniques. Le foie libère ces corps cétoniques dans le sang et le corps est enchanté par cette nouvelle substance. Surtout le cerveau préfère ces nouveaux corps cétoniques au vieux glucose.

Ton corps vient de tomber complètement amoureux et il ne veut plus jamais quitter cet état. Le foie est diligent et aide à produire les corps cétoniques utilisant tous les ressources d'acides gras.

Résultat provisoire : la cétose est le plan B pour la production d'énergie au moment où il n'y a pas assez de glucose dans le sang. La consommation de graisses corporelles devient une priorité et aide à brûler les matières grasses efficacement.

Chapitre 3

Ton régime cétogène commence

Premiers signes de la cétose

La cétose se manifeste différemment chez tout le monde. La majorité sent les premiers signes de la cétose déjà dans les premiers jours de leur régime. Il y en a d'autres qui ont besoin jusqu'à trois mois. Toutefois, quand les signes apparaissent, ils sont presque universels. Cette accumulation de symptômes est connue sous le nom de « céto-grippe ».

La céto-grippe

Dans un sens, tu peux comparer la céto-grippe au moment après une rupture, ou phase 3. Tu te sens vide, épuisé et sans perspective. Du point de vue chimique, la phase 3 est celle de la transition aux corps cétoniques. Mais le corps n'a pas encore assez d'enzymes pour produire ces derniers. Cela peut durer quelques jours ou même une semaine jusqu'à ce que tous les enzymes nécessaires soient disponibles. Dans des cas très rares, la grippe pourra durer jusqu'à 2 semaines.

Bien entendu, le régime cétogène ne provoque pas une vraie grippe, mais le nom est dérivé à cause des caractéristiques ressemblant à une grippe virale. Les symptômes sont :

- Maux de tête
- Nausées
- Crampes abdominales
- Diarrhée
- Brume du cerveau
- Déshydratation
- Fatigue
- Difficulté d'endormissement

La céto-grippe est alors le résultat symptomatique de l'intersection entre le manque de glucose et de la « renaissance » par la cétose.

La déshydratation est due à une perte d'eau abondante lors de la céto-grippe ce qui engendre aussi la perte d'électrolytes. Celle-ci mène à des maux de tête. Pour éviter ceci, il faut que tu prennes du magnésium, du potassium et du sodium. La meilleure dose journalière est de 3000-4000mg de potassium, 1000mg de sodium et 300mg de magnésium. De plus, la consommation d'eau salée et de bouillon de viande aidera contre les maux de tête et les nausées.

Malheureusement, une forte mauvaise haleine fait aussi partie du régime cétogène. Pendant la cétose, ton corps produit de l'acétone comme produit dérivé. Ton corps s'en débarrasse en partie par la respiration. Le résultat est un goût et une odeur ressemblant à l'ammoniac. Bois plus d'eau et mâche des feuilles de menthe fraîche ou un grain de cardamome. Évite le chewing-gum et les drops.

Faire face aux symptômes

Le début de la transition vers le régime cétogène est une période difficile pour ton corps. Néanmoins, si tu décides activement de faire quelque chose pour faciliter la transition, tu vas considérablement diminuer les symptômes et aider ton corps à produire les enzymes nécessaires. Bois beaucoup d'eau, des électrolytes et des soupes nutritives à base de bouillon de viande.

Ne sois pas inquiet à cause de la céto-grippe. Si tu hésites toujours à te lancer, fais des petits pas dans la direction du régime cétogène. Cette transition va être un véritable choc pour ton corps, surtout si tu viens d'une alimentation pauvre en matières graisses ou très riche en glucides. Essaie donc d'éliminer les glucides peu à peu, mais tout à fait ciblé. Commence par renoncer aux glucides non-nutritionnels comme les pizzas, les pâtes et collations pendant une ou deux semaines. Augmente en même temps ton apport quotidien de matières graisses sous forme d'avocats, de noix de coco ou de fromage. Il est recommandé que tu te familiarise d'abord avec les principes généraux de ce régime, avant de commencer à faire le décompte des glucides.

Au début, il faut que tu aies toujours des collations saines et diététiques sur toi afin d'éviter les fringales. Un manque de glucides engendre chez la plupart de nous une sensation de faim constante, mais après un certain temps, ton corps va s'habituer à la nouvelle nourriture.

Évite le sport dans la période d'adaptation. À cause de la carence en glucose, tu as besoin de beaucoup plus d'énergie pour faire tes exercices et tu vas devenir plus fatigué plus vite. Après un passage réussi, ton corps va rapidement regagner sa capacité maximale.

Qu'est-ce que c'est que l'acidocétose?

L'acidocétose n'est pas égale à la cétose. Ce dernier est un état métabolique normal qui reflète le talent de l'adaptation naturelle de l'homme. L'acidocétose, cependant, est un état anormal où le nombre de corps cétoniques est trop élevé ce qui rend ton sang acide. L'acidocétose est particulièrement dangereuse parce qu'elle peut conduire à la mort endéans 24 heures. Aux symptômes de la céto-grippe s'ajoutent : soif excessive, confusion, douleurs abdominales, détresse respiratoire, nausées et vomissement. Les personnes souffrant de diabète type 1 font part de la classe de risque pour l'acidocétose. Pour les personnes souffrant de diabète type 2 sans rajout d'insuline, il n'y a pas de risque. Néanmoins, il est recommandé dans les deux cas de diabète de demander un avis médical.

Les avantages d'un régime cétogène

Bien que le régime cétogène exige un plan d'alimentation strict et qu'il faut, en plus, passer d'abord par la céto-grippe, de nombreuses études ont montré que c'est beaucoup plus simple de se tenir à ce régime comparé à un régime pauvre en matières grasses. Parce que le régime cétogène est riche en acides gras, protéines, vitamines et minéraux, il vous rassasie et est équilibré. Un régime pauvre en matières grasses, toutefois, est rarement rassasiant et tu es plus exposé aux tentations qui peuvent mener à des sentiments de culpabilité.

Dans le régime cétogène, ton taux de sucre sanguin baisse. Les maladies comme le diabète type 2 sont souvent traitées par une nutrition cétogène et peuvent même être guéries.

En plus, la nutrition cétogène te donne plus d'énergie et de concentration car le cerveau fonctionne beaucoup mieux avec les corps cétoniques. En outre, la plupart des personnes notent qu'ils n'ont pas besoin d'autant de sommeil et se réveillent 1-3 heures plus tôt.

Tu reçois plus de sérotonine et de dopamine. Les corps cétoniques sont renommés pour leur capacité de stabilisation des neurotransmetteurs. Ceci n'est pas seulement une bonne nouvelle pour les épileptiques, mais aussi pour les personnes souffrant de dépression et de troubles d'anxiété.

Avec le régime cétogène il n'est plus nécessaire d'aller voir ton dentiste autant qu'avant car le sucre – l'ennemi héréditaire de tes dents – ne fait plus partie de ta vie. Tes gencives vont également te remercier.

Une petite histoire du régime cétogène

Le jeûne et les régimes spécifiques ont toujours fait partie des religions abrahamiques et jouent toujours un rôle central. L'épilepsie a déjà été traitée grâce au régime cétogène 500 ans avant notre ère. Surtout dans les années 1920, le régime cétogène a été utilisé pour le traitement de l'épilepsie chez les enfants. L'application a baissé depuis à cause du remplacement par les moyens pharmaceutiques. Dans les dernières vingt années, le nombre de traitements pour les enfants a augmenté de nouveau, car de plus en plus de parents choisissent un traitement sans produits chimiques et plus naturel.

Chapitre 4

Tes outils pour réussir

La bonne proportion de macros

Tu as sûrement déjà entendu parler des macros ou macronutriments. Ci-dessous, je vais t'expliquer les bonnes proportions dans ton alimentation pour que tu restes dans la cétose. Si tu te concentre plus sur la bonne combination de macros au lieu du nombre de calories, ton régime va tenir ses promesses.

Malheureusement, la plupart des régimes n'ont pas le focus sur ce qu'est-ce que tu manges, mais le « bon » nombre de calories. Le décompte de calories invite à penser comme suit : « Je vais manger cette tranche de gâteux et plus rien après jusqu'au lendemain. » Puis, tu te félicites pour avoir triché et en même temps tu n'as pas assimilé assez de nutriments.

Le décompte des calories est très frustrant. Donc, c'est normal que la plupart des régimes nous fassent renoncer. En revanche, si tu te concentres sur le décompte de tes macronutriments, tes repas vont être beaucoup plus équilibrés et bons pour ta santé, tu ne vas pas avoir faim et tu vas gérer tout cela avec souplesse.

Les macros – c'est quoi ?

Les macros, ou macronutriments, sont trois éléments importants de notre alimentation : les glucides, les matières grasses et les protéines. Ceux-ci remplissent toutes les cellules de notre corps avec de l'énergie nécessaire pour survivre. Chacun de ces macros donne un certain nombre de calories. Les calories sont les unités de mesure pour l'énergie thermique. Ce qui veut dire que le plus de calories qu'un nutriment donne, le plus d'énergie peut être produite.

Voici le schéma :

1g de glucides = 4,1 calories

1g de matières grasses = 9,3 calories

1g de protéines = 4,1 calories

Les protéines : il y en a dans chacune des cellules de ton corps. Tes organes, tes cheveux, les enzymes et acides aminés vitaux sont constitués de protéines. Il y a 9 acides aminés que ton corps ne peut pas produire lui-même et qui sont presque exclusivement dérivé de protéines animales. Malheureusement, ces 9 acides aminés sont très importants pour la santé et le bon fonctionnement de ton système.

Les glucides : du point de vue technique, tu peux vivre presque vivre sans glucides à condition que tu transformes ton corps dans un stade où il brûle les lipides grâce aux corps cétoniques. Une petite quantité de glucides ne nuit pas, mais il ne faut pas dépasser cette quantité, sinon ton corps va retourner à l'état de préférence du glucose.

Les matières grasses : sont souvent considérés comme « mauvaises » parce qu'elles sont plus riches en calories. Néanmoins, elles sont très importantes pour le bon fonctionnement de notre corps. La testostérone ou l'œstrogène proviennent du cholestérol et presque toutes nos hormones sont produites à partir de matières grasses. Les matières grasses agissent comme lubrifiant pour les impulsions des neurotransmetteurs dans notre cerveau et enveloppent toutes nos cellules nerveuses d'une couche protectrice. Les vitamines liposolubles comme les vitamines A, D, E et K ne peuvent exclusivement être absorbés et traitées que par les matières grasses.

Dans le régime cétogène la proportion des macros est la suivante :

60-75% des calories provenant des matières grasses

15-30% des calories provenant des protéines

5-10% des calories provenant des glucides

Un régime normal consiste à peu près de 20% de matières grasses, de 30% de protéines et de 50% de glucides.

Calculateur de calories

Le décompte des macronutriments et très important pour savoir combien de calories tu dois manger au quotidien. Il y a beaucoup de calculateur de calories en ligne qui peuvent effectuer l'aspect mathématique pour toi. Il est mieux de faire le calcul soi-même avec la formule de Mifflin St Jeor :

Femmes : 10 x poids (en kg) + 6,25 x taille (en cm) − 5 x âge (en années) - 161

Hommes : 10 x poids (en kg) + 6,25 x taille (en cm) − 5 x âge (en années) + 5

Prenant l'exemple d'une femme de 28 ans, avec un poids de 72 kilos et une taille de 162 cm. Son équation est :

10 x 72 +6,25 x 162 − 5 x 28 − 161

=720 + 1012,5 -140 -161

= 1431,5

Maintenant, tu peux répartir ce résultat en % en accordance avec les proportions des macros au-dessus.

La liste noire

Notre liste noire est composée d'aliments riches en sucre et glucides. Ces deux composants sont indésirables dans notre régime cétogène car elles transmettent assez de glucose pour empêcher la production de corps cétoniques.

Sucre (de tout type – blanc, brun, sucre de canne, sucre de betterave, caramel, etc.)

Sirop (de tout type – riz, tapioca, érable, maïs, fruits, etc.)

Maltodextrine

Tout ce qui se termine en <<-ose>> (p. ex. dextrose, lactose)

Miel

Blé

Maïs

Orge

Seigle

Epeautre

Riz

Pâtes

Gâteaux

Biscottes

Muesli

Cornflakes

Couscous

Quinoa

Pommes

Poires

Bananes

Oranges

Pamplemousses

Abricots

Melons

Cerises

Dattes

Figues

Raisins

Goyaves

Mangues

Kiwis

Papayes

Prunes

Potirons

Pommes de terre (de tout type)

Pois

Pois chiches

Lentilles

Artichauts

Haricots rouges

Soupes en conserve

Plats préparés

Tous les produits où il y a marqué « pauvre en matières grasses », « low-carb (faible teneur en glucides) », et « sans sucre »

Amidon

Levure

Boissons pétillantes

Vin, doux

Lait

Ta liste d'achats cétogène

Protéines

Œufs

Lard

Thon en conserve

Saumon en conserve

Charcuterie : jambon cru et cuit, blanc de poulet, viande hachée, chorizo, salami, saucisson – le tout sans additifs comme le sucre ou l'amidon

Poisson frais : saumon sauvage, maquereau, hareng, thon, sardines

Viande : dinde, poulet, bœuf, porc – de la meilleure qualité et d'origine contrôlée

Matières grasses

Noix de coco : râpée – sans sucre, lait, beurre, huile

Avocat

Beurre

Huile d'olive

Produits laitiers

Cheddar

Mozzarella

Parmesan

Fromage frais style cottage

Crème fraîche pour cuisiner

Ricotta

Crème acidulée

À utiliser comme remplacement pour la farine de blé

Farine d'amandes

Farine de noisettes

Farine de coco

Farine de soja

Légumes

Épinards

Tomates

Brocoli

Choux

Chou-fleur

Asperges

Poivrons

Céleri

Aubergines

Concombres

Courgettes

Échalottes

Oignons

Ail

Salade – romaine ou iceberg

Champignons

Fruits

Citrons

Myrtilles

Framboises

Mûres

Légumineuses, matières grasses et graines

Amandes

Beurre d'amandes

Graines de chia

Huile de chia

Noix de macadamia

Noix de cajou

Cacahuètes

Pistaches

Graines de potiron

Huile de graines de potiron

Noix

Graines de tournesol

Extraits et édulcorants

Stevia

Essence de vanille

Essence d'orange

Finalement

Menthe fraîche

Cardamome

Poudre de cacao – sans sucres ajoutés

Chocolat noir

Protéines de Whey

Potassium, sodium et magnésium

Ta trousse de premiers secours

La trousse de premiers secours de ton régime cétogène est très importante parce qu'elle – comme le nom le suggère – peut t'assister en cas de détresse. Mais il n'y a pas de souci, tu ne vas pas saigner du nez ou être fréquemment blessé. Par détresse j'entends deux aspects : la céto-grippe et l'envie de sucre.

Le remède pour ta céto-grippe est le suivant :

-potassium, sodium et magnésium. La dose journalière est de 3000-4000mg pour le potassium, 1000mg pour le sodium et 300mg pour le magnésium. Achète tout ceci en avance dans une drogerie.

- la « cétonade » est une véritable merveille contre les maux de tête et consiste d'eau salée et d'un peu de jus de citron pressé. Tu peux même la préparer à la maison. Ajoute une cuillère à thé de sel à 500ml d'eau et ta cétonade est prête à boire.

Quant à pallier ton envie de sucre, il faut que tu remplisses ta trousse de premier secours avec des collations favorables au régime céto et des sucreries comme le chocolat noir. Avec ce régime, tu vas définitivement avoir plus d'envie de sucre qu'avant. Les fringales pour le sucre peuvent être soudaines et agressives. C'est le cas parce que ton corps veut toujours encore avoir le bon glucose, donc il t'envoie des signaux pour lui fournir quelque chose de sucré à tout prix. Dans ces moments-là, la tentation de manger du chocolat au lait va être très grande. C'est pour cela qu'il faut que tu cuisines toi-même et que tu aies toujours une réserve en cas d'urgence. Ceci dit, cela ne te donne pas le droit de manger des sucreries céto à l'infini, mais elles sont là pour te défendre contre les carambars et la glace. J'ai inclus des recettes sans sucre dans le chapitre « Recettes pour commencer ».

Battre les mauvais esprits

Dans un monde si riche en glucides, on peut vite devoir faire face à des problèmes avec ses amis, la famille ou les collègues. Beaucoup de situations peuvent menacer ta décision d'adopter un régime cétogène. Dans le prochain paragraphe, je vais te préparer à des situations qui pourraient saboter ton régime. Il faut que tu te construises un bouclier défense et ne jamais le lâcher.

Commençons avec mon histoire. Il y a deux ans, je me trouvais dans une situation misérable. Je souffrais de nausées chroniques, de brûlures d'estomac, de brume de cerveau, je n'avais aucune envie de manger et, après des nombreuses prises de sang, on m'a informé que j'avais des problèmes avec ma thyroïde. Les médecins m'ont prescrit un tas de médicaments, avec des effets contradictoires. Une copine m'a conseillée d'aller voir un naturopathe. « Ton problème est une sensibilité au gluten non cœliaque. » elle me dit. Je trouvais cela vachement drôle. J'accepte d'essayer un régime tout en ne m'attendant pas vraiment à une résolution de mon problème. Mais j'avais tort. Après une semaine de régime strict, tous mes symptômes avaient disparu et après quelques mois, mes paramètres thyroïdiens s'étaient normalisés. Récemment pourtant, j'ai commencé à douter mon initiative. Je n'arrivais pas à ignorer les autres qui me disaient « tu trouves toujours un moyen d'avoir l'air spéciale et différente », « T'es tout simplement en train de t'imaginer tout cela », « Il n'existe même pas d'études qui prouvent ton soi-disant état de santé », etc. En plus de cela, il y avait ces articles qui parlaient de la sensibilité au gluten en tant que mode maudite. Mes amis et ma famille croyaient que cela faisait partie de mon imagination débordante.

« Peut-être faut-il que j'écoute mon entourage qui n'a que les meilleures intentions du monde. Je pourrais de nouveau acheter du pain et des pâtes et ainsi réduire mes dépenses alimentaires. » Mon bouclier a commencé, petit à petit, à être corrodé par ces pensées négatives et les doutes que j'avais moi-même.

Les premiers jours de ma vie sans gluten se passaient tout à fait normalement et j'étais contente d'avoir surmonté cette phase. Mais ce sentiment de bonheur n'a pas duré longtemps. À partir du troisième jour, je me levais tous les matins avec des maux de tête intolérables. Je souffrais de nouveau de brûlures d'estomac, de perte d'appétit, de brume du cerveau, comme avant, et même trois fois pire. Ma thyroïde faisait mal et gonflait comme jamais auparavant. Finalement, j'ai compris le problème.

Sous prétexte que ton entourage a les meilleures intentions du monde, ceci peut engendrer souvent des catastrophes. Il est vrai que dans la nature humaine il est important d'avoir un réseau de familiers qui te soutiennent. Mais parfois tu es la seule personne qui peut te juger sans avoir des préjugés et qui connait tes besoins. Ceci peut être à la fois alarmant et réconfortant. Si tu arrives à un point dans ta vie où tu ne sais plus quoi faire, garde tes valeurs et décisions. Ton entourage peut soit avoir une influence négative ou bien positive sur ta vie. En changeant ton style de vie – ce qui ton nouveau régime exige – tes amis et ta famille vont inévitablement avoir quelque chose à dire à ce sujet.

Famille

Il y a des chances que ta famille va avoir les opinions les plus fortes concernant ta nouvelle alimentation et celles-ci peuvent aller dans deux directions différentes. Soit, elle va te supporter, soit elle ne va pas. Ce faite, même si elle se montre neutre à ce sujet, c'est toujours une objection cachée. Tu peux essayer de leur expliquer que tu t'es assez informé et que tu crois que cela va fonctionner. Si tes arguments tombent toujours dans l'oreille d'un sourd, aucun problème ! Continue et raccroche-toi bien à ton bouclier.

Au boulot

En général, ne parle pas trop de ton régime. Il se peut que tu sois très excité à propos de ton nouveau mode de vie, mais les autres ne partagent pas forcément cette joie. Le lieu de travail est un environnement social essentiel constitué de nombreuses constellations sensibles et de jeux de pouvoir. Au cas où tu n'as aucun ami fiable au travail, ta confession concernant ton nouveau régime pourrait mal se passer. Si tu reçois des commentaires comme « Alors là t'as mangé beaucoup de viande » ou « Tu ne manges pas de pain ? », essaie de trouver une réponse courte et plein d'humour. Il se pourrait aussi qu'un collègue ait essayé le régime cétogène et n'avait pas réussi. Il n'a pas pire que de voir quelqu'un d'autre réussir.

Amis

Informe tes amis proches de ton nouveau régime. Ainsi, tu peux les préparer au changement de ton mode de vie. Explique-leur que leur support est essentiel, car cette décision de complètement changer ton approche à l'alimentation te tient à cœur. Les fêtes et autres soirées vont devenir des situations où des commentaires méchants peuvent se glisser. Récemment pendant un dîner, un ami m'a dit : « Regarde cette pizza délicieuse. Comment est-ce possible qu'elle peut te nuire ? ». Le but de ces commentaires qui sont simplement du *food-shaming* (et servent à donner des sentiments de honte à propos de ton alimentation) est de commencer un débat que tu vas perdre de toute façon. Tu peux commencer à expliquer la complexité et la physiologie du régime cétogène pour ta défense, mais ton interlocuteur ne cherchait pas une argumentation scientifique mais a simplement essayé de te piéger. Cela va prendre du temps jusqu'à ce que ta famille et tes amis se soient habitués à ton style de vie. Reste toujours conséquent et sois toujours prêt avec ton bouclier qui te protège.

Chapitre 5

Recettes pour commencer

Il y a des milliers de recettes pour l'alimentation cétogène. J'ai déjà fait une partie du travail pour toi et inclus cinq recettes dans ce livre. J'espère que tu prennes assez vite plaisir avec ton nouveau et délicieux régime.

Biscuit au chou-fleur et fromage

La diversité du chou-fleur permet de l'utiliser sous plein de variations. Même sous forme de céto-biscuits savoureux.

Ingrédients

1kg de chou-fleur

100g d'edam/de gouda

100g de lard

250g de ricotta

1 gousse d'ail

3 œufs

Marjolaine, basilic, thym

Sel et poivre

Préparation

Préparer la plaque de cuisson avec du papier du cuisson coupé en morceaux. Préchauffer le four à 150 degrés chaleur tournante. Râper le chou-fleur en petits morceaux, égoutter et placer dans un bol. Ajouter l'ail écrasé, la ricotta et les œufs et bien mélanger. Râper le fromage, couper le lard en petits dés et ajouter le tout avec les herbes dans le bol. Remuer de nouveau la pâte.

Placer la pâte molle sur la plaque en forme de tranche ou de biscuit rond à l'aide d'une cuillère. Laisser un espace de 3cm entre les biscuits puisqu'ils vont s'élargir.

Mettre la plaque au four et laisser cuire pendant 15 minutes. Augmenter la température à 200 degrés et laisser cuire pendant 5 minutes encore.

Boulettes de viande piquantes au chorizo

Une recette piquante à la viande, parfait pour ton régime cétogène. Au lieu de chorizo, tu peux également utiliser du salami, mais il faut penser à utiliser plus d'herbes pour compenser le goût moins fort de la viande. À l'achat du chorizo ou de salami, fait toujours attention d'acheter un produit sans additifs sous forme d'amidon ou de sucre.

Ingrédients

100g de chorizo ou de salami

900g de viande hachée

2-3 d'oignons verts

1 œuf

2 gousses d'ail

1 cuillère à soupe d'huile d'olive

50g de farine d'amandes

½ cuillère à thé de sel

Préparation

Couper le chorizo et les oignons verts, écraser l'ail et laisser revenir le tout dans une poêle avec un peu de l'huile d'olive pendant 5 minutes. Laisser refroidir.

Mélanger la viande hachée, la farine d'amande, l'œuf, le sel et le chorizo refroidi dans un bol. Faire de petites boulettes.

Faire colorer les boulettes dans un peu de l'huile d'olive. Alternativement, placer les boulettes dans le four à 150 degrés pendant 30min à chaleur tournante.

Sauce au fromage

En dip ou simplement en accompagnement, cette sauce n'a pas de glucides et accompagne très bien les plats variés avec de la viande, des légumes ou des œufs. Tu peux l'adapter comme tu veux en ajoutant de l'ail, du paprika en poudre, poivre ou des herbes aromatiques comme le romarin.

Ingrédients

3-4 cuillères à soupe de crème à cuisiner

2 cuillères à soupe de beurre (80% de matières grasses)

Cheddar, râpé

Préparation

Faire fondre le beurre dans une poêle. Ajouter la crème et mélanger jusqu'à ce que la masse soit homogène. Retirer du feu juste avant l'ébullition. Ajouter le cheddar et mélanger jusqu'à ce que le fromage soit fondu.

Pour une sauce plus épaisse, laisser bouillir 2-3 minutes. Pour une consistance plus liquide, ajouter un peu de crème ou de l'eau. La sauce se consomme chaude ou tiède. Dès qu'elle refroidit trop, elle tourne.

Rafaello

Ne contient que 5 ingrédients et est prêt en 20 minutes.

250g d'huile de coco

200ml de lait de coco

120g de noix de coco râpée

2-3 cuillères à soupe d'amandes, hachées

Stevia

Mélanger tous les ingrédients sauf les amandes dans un bol. Humidifier les paumes de main avec un peu d'eau. Avec une cuillère à soupe, prendre un peu de pâte et placer quelques amandes au milieu. Former une petite boule avec les mains et la rouler dans un bol rempli de noix de coco râpée. En cas de fortes chaleurs, placer les boules au frigo.

Nutella Céto

Pour en petit encas délicieux, le nutella céto est la parfaite alternative à l'original très riche en sucre et donne en même temps de l'énergie au corps et à l'esprit. À conserver au frigo en cas de fortes chaleurs.

Ingrédients

300g de noisettes

50g de poudre de cacao

1 cuillère à soupe d'huile de coco

Stevia

Essence de vanille

Préparation

Rôtir les noisettes dans une poêle jusqu'à ce qu'elles soient bien dorées et aient une odeur douce-amère. Enlever la peau et mixer dans un robot jusqu'à l'obtention d'une masse crémeuse. Un robot à haute performance est à recommander. Ajouter la poudre de cacao et l'édulcorant et mélanger. Ajouter l'huile de coco à la fin jusqu'à ce que le produit soit homogène.

Mettre la pâte visqueuse dans un pot et placer dans le frigo.

Pour plus de recettes visite :

(www.fitforfun.de
www.chefkoch.de
www.keto-rezepte.de)

Conclusion

Pour finir, je voudrais te donner quelques conseils en espérant qu'ils te faciliteront la transition au régime cétogène.

Fixe-toi des objectifs réalistes. Tu ne vas probablement pas perdre beaucoup de poids pendant la première semaine. Au contraire, tu vas avoir la céto-grippe. N'abandonne pas ! Tu vas réussir, comme d'autres l'ont fait avant toi. YouTube et les blogs en ligne fourmillent de femmes et d'hommes qui veulent partager leur histoire et te montrer que tu n'es pas seul.

Résiste à l'envie de sucre. Même si tu n'étais pas un fan de sucreries avant, ce régime va réveiller ton envie. Il faut que tu apprennes à ton métabolisme que c'est toi le chef à partir de maintenant. N'oublie quand même pas ta trousse de premiers secours !

Fait le décompte des macros plus tard. Surtout au début, il est important de se familiariser avec les principes du régime cétogène. Beaucoup de personnes voient le décompte permanent des macros comme obstacle. Ne désespère pas ! Surtout pendant les premières semaines, il est important que tu manges à saturation et développe un sentiment positif à propos de ce régime. Le surplus de calories va de toute façon être brûlé !

Fais attention aux « sectes de céto ». J'avais déjà mentionné le *food shaming* et, malheureusement, il existe aussi l'autre extrême. Il se peut que tu vas rencontrer des communautés ou personnes avec plus d'expérience que toi et qui vont critiquer ton approche à ce régime. « Tu n'as pas le droit d'utiliser des édulcorants » ou « Tu n'as pas le droit de manger 12% de glucides » pour ne donner que quelques exemples. Si tu remarques que ces commentaires te nuisent, essaie de trouver un nouvel entourage plus sain.

Ne te concentre pas sur tout ce que tu ne peux plus manger, mais apprécie les aliments délicieux qui sont permis ! Apprécie le chocolat noir, le lard, le fromage sur tes légumes, la cuillère à soupe additionnelle d'huile d'olive sur ta salade et la crème riche en matières grasses sur tes collations à la noix de coco.

Avant de commencer le régime, prends quelques photos de toi. Il se peut que tu ne vas plus te reconnaître dans quelques mois.

Bonne chance !

Sources

http://www.ketogenic-diet-resource.com/support-files/kd-basics.pdf

http://www.calculator.net/calorie-calculator.html

https://www.zentrum-der-gesundheit.de/kohlenhydratarme-ernaehrung-ia.html

Mentions légales

Avis important :

Les informations contenues dans ce livre sont communiquées dans un but informatif uniquement et ne doivent en aucun cas être considérées comme des conseils professionnels ou des substituts de traitements fournis par des médecins formés et agréés. Ces informations ne sont pas non plus des recommandations de processus diagnostic ou thérapeutique. Le contenu n'est en aucun cas un encouragement à l'automédication ni ne doit servir de base à l'autodiagnostic ni à l'automédication. Les informations contenues dans le présent ouvrage reflètent uniquement les opinions de l'auteur. L'auteur ne fournit aucune garantie, formelle ou implicite, sur la véracité des propos ni pour la manière dont ceux-ci sont énoncés.

Si le contenu de cet ouvrage présente une infraction à la loi applicable de quelque manière que ce soit, merci d'en faire part à l'auteur. Le contenu en question sera immédiatement retiré ou modifié.

Responsabilité pour les liens

Le présent ouvrage contient des liens vers des sites internet tiers sur le contenu desquels nous n'avons pas d'influence. Nous ne pouvons donc pas être tenus pour responsables pour ces contenus externes. Les fournisseurs ou propriétaires des pages liées sont responsables de leurs contenus respectifs. La présence de violations de la loi dans les pages mises en lien a été contrôlée lors de la création des liens. Leur contenu n'a pas été identifié comme étant illégal au moment de l'ajout du lien. Un contrôle permanent du contenu des pages liées n'est pas concrètement possible. Nous nous engageons cependant à retirer ces liens s'il vient à notre connaissance que les contenus liés présentent des infractions à la loi applicable.